AF392791

UNE DÉCLARATION DE GROSSESSE EN L'AN XII

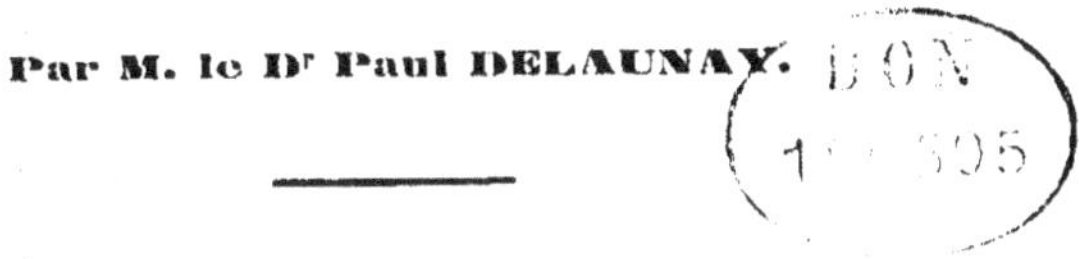

Par M. le Dr Paul DELAUNAY.

L'ancienne législation française, préoccupée de la sauvegarde de l'enfant, usait de rigueur contre les femmes qui dissimulaient leur grossesse.

Henri II, soucieux de mériter le « nom de très chrétien » fulmine, en février 1556, un édit déplorant que nombre de mères, « ayant conçu enfans par moyens déshonnêtes », « advenant le temps de leur part et délivrance de leur fruit, occultement s'en délivrent, puis le suffoquent, meurtrissent et autrement suppriment sans leur avoir fait impartir le Saint Sacrement de Baptême, ce fait les jettent en lieux secrets et immondes ou enfouissent en terre profane, les privant par tel moyen de la sépulture coutumière des chrétiens. » Il ordonne, en conséquence, que « toute femme qui se trouvera duement atteinte et convaincue d'avoir celé, couvert et occulté tant sa grossesse que son enfantement, sans avoir déclaré l'un ou l'autre, et avoir prins de l'un ou de l'autre témoignage suffisant même de la vie ou mort de son enfant lors de l'issue de son ventre, et après se trouve l'enfant avoir été privé tant du Saint Sacrement de baptême que sépulture publique et accoutumée, soit tenue et réputée d'avoir homicidé son enfant, et pour réparation punie de mort et dernier supplice. » Une ordonnance de Henri III (1586), prescrivit aux curés de rappeler tous les trois mois ces injonctions au prône des messes paroissiales ; et ceux-ci ayant cru pouvoir s'en dispenser en interprétant une déclaration royale du 16 décembre 1698, une nouvelle déclaration du 25 février 1708 en rap-

pela et confirma l'obligation. La déclaration devait
être faite devant le juge du lieu ; sinon, en cas de
grossesse manifeste, le procureur fiscal se chargeait
d'y contraindre l'intéressée. Au besoin, il était pro-
cédé, par le ministère de quelque chirurgien ou
matrone à la visite de la fille suspectée.

Ces mesures n'allaient point sans inconvénients :
victimes de simples présomptions ou de malveillants
racontars, des innocentes se virent infliger des exa-
mens humiliants et injustifiés. D'autre part, certains
tribunaux de justice levaient une taxe sur les décla-
rantes. En 1687, un arrêt du Parlement de Paris ; en
1705 et 1715 deux arrêts du Parlement de Dijon s'éle-
vèrent contre ces abus et le Chancelier de France
défendit, en 1747, de percevoir aucun droit pour ces
sortes de déclarations (1).

Mais le Pouvoir spirituel et le Pouvoir temporel
continuèrent de surveiller de très près les femmes
enceintes ; la police des matrones et sages-femmes
relevait en partie du curé. Dom François-Emmanuel
Cangiamila, de Palerme, inquisiteur de la Foi au
royaume de Sicile, ne va-t-il pas jusqu'à imposer au
pasteur de la paroisse, l'obligation de procéder, en
l'absence de personnes autorisées, à l'opération césa-
rienne, pour empêcher le fœtus « de perdre la vie de
l'âme et du corps ? (2) »

S'il faut en croire Tourdes, « les dispositions des
anciennes ordonnances, plus ou moins sévèrement
appliquées, sont restées en vigueur jusqu'en 1789 (3).
A vrai dire, la formalité des déclarations de grossesse se maintint plus longtemps que Tourdes ne
le suppose. Elle ne relevait plus de l'obligation reli-
gieuse, le nouveau Régime ayant abjuré les considé-

______

(1) Cf. E. De La Poix de Fréminville. — *Dictionnaire* ou *Traité de la
police générale des villes, bourgs, paroisses*, Paris, 1778, in-8°, p. 329-335.

(2) Dinouart. — *Abrégé de l'Embryologie sacrée*, Paris, Nyon, 1766,
XXVII, 595 p. in-12. Livre II, Embryologie sacrée ou du soin du salut
éternel des enfans dans le sein de leur mère.

(3) Tourdes. — Art. *Grossesse* (*Médecine légale*), in *Dictionnaire
encyclopédique des Sciences médicales* de Dechambre, t. XI, Paris, Asse-
lin, Houzeau, Masson, 1886, in-8°, p. 249.

rations théologiques. Mais cette persistance peut s'expliquer par le souci d'intérêts plus matériels, méconnus sous le règne « du préjugé » et réhabilités à l'avènement des lumières et de la philosophie.

La Révolution proclamait, avec Jean-Jacques, au nom de l'éminente dignité de l'enfant et de son irresponsabilité native, les droits des « Enfants naturels de la Patrie. » Un décret rendu par la Convention, le 4 juin 1793, sur le rapport de Cambacérès, déclara les enfants nés hors du mariage, aptes à succéder à leurs père et mère dans des formes qui seraient ultérieurement déterminées.

Un nouveau décret du 12 brumaire, an II, inspiré par le même Cambacérès, stipula que les enfants naturels actuellement existants seraient admis à la succession paternelle ou maternelle, pour peu qu'elle fût ouverte depuis le 14 juillet 1789, au même rang que les descendants légitimes, à la condition toutefois de fournir la preuve d'une possession d'état (1). Ainsi se trouvaient garantis leurs intérêts pécuniaires. Et quant à leur sauvegarde vitale, plus n'était besoin de recourir aux coercitions outrageantes de l'ancienne législation. Dans son *Rapport sur l'organisation des secours à accorder annuellement aux enfants et aux vieillards*, le Conventionnel Maignet ne préconisait-il pas l'ouverture d'établissements où la fille-mère trouverait à toute période de la gestation, avec un asile assuré, le secret exigé par le « désir de conserver l'estime de ses concitoyens ? » La loi du 28 juin 1793 prescrit l'organisation dans chaque district, d'une maison d'accouchement pour les victimes de la sensibilité.

La déclaration de grossesse se rattachait donc désormais à une question d'hoirie, elle avait cessé d'être obligatoire en soi.

Renonçant lui aussi à faire peser sur la femme enceinte les suspicions et précautions de l'ancien

______

(1) Cf. DALLOZ. — *Répertoire de législation, de doctrine et de jurisprudence*, art. Paternité et filiation, nouvelle édition, Paris, 1855, in-f°, t. XXXV, §§ 418-419.

droit, le Code pénal de 1810 ne vise plus que le seul fait d'infanticide. Quant au bénéfice que la législation révolutionnaire avait consenti aux bâtards, il devint bientôt caduc. Dès le 21 ventôse, an VII (11 mars 1799), une circulaire du ministre de l'Intérieur, François de Neufchâteau, rappelait aux administrations centrales des départements qu' « il n'y a de père aux yeux de la loi que celui que désigne une union légitime ou sa propre déclaration » ; que « toute insertion de . déclaration qui ne présente pas ces caractères et n'établit pas une paternité constante est une extension de la loi » ; que cette formalité « peut être préjudiciable au tiers qu'elle compromet sans son aveu,... peut nuire à sa réputation, troubler la paix domestique, enfin faire concevoir des espérances illusoires à la mère et à l'enfant et les porter à commencer des procédures onéreuses et sans fruit. » En sorte « que les officiers civils ne doivent recevoir aucune déclaration de paternité lorsque le mariage n'est point déclaré constant ou que le père n'est point présent » (1).

Peu de temps après, la promulgation du Code civil venait interdire formellement (art. 340) la recherche de la paternité.

Il ne faut donc voir qu'une tradition, une coutume survivant à des lois périmées dans le fait qu'en quelques endroits, bien après la Révolution, les filles séduites persistent à verser dans le sein du magistrat municipal, l'aveu de leur déshonneur et à lui dévoiler le nom de leur complice. Je n'en veux pour preuve que les nombreuses attestations consignées dans un registre de la Mairie de Savigné-l'Évêque (Sarthe). La première est en date du 20 thermidor, an XI (8 août 1803), la dernière du 19 décembre 1824 (2). J'en extrais celle qu'on va lire, et dont je

---

(1) *Circulaires, instructions et autres actes émanés du Ministère de l'Intérieur...* de 1797 à 1821, 2ᵉ éd., Paris, Imp. Royale, 1821, in-8°, t. I, p. 62.

(2) La coutume s'est maintenue longtemps encore après cette date. M. Paignard, maire de Savigné depuis plus de quarante ans, m'apprend obligeamment qu'au début de sa magistrature communale, quelques-

respecte scrupuleusement la teneur et l'ortographe :

« Aujourd'hui sept thermidor l'an douze de la république ces présentée jeanne lainay fille demeurant au bourg de Savigné madeclaré quelle étoit grosse de huit mois de la part de Sébastien Millet demeurant aud. Savigné. Cette fille etant chez ledit Millet ses saisi de cette fille, l'a menée dans son jardin sans lui dire ce qu'il voulet lui faire et a jouist de cette fille par force à huit heure du soir avec une chandelle à la main, a geté sa chandelle par terre pour forcé cette fille, voilà toute la déclaration que laditte jeanne linays nous a faite, fait à la mairie, les jours, mois et an que dessus.　　　　Nouchey, maire (1) ».